COMMENT FAIRE UNE DÉSINTOXICATION NATURELLE COMPLÈTE

ÉLIMINER LES TOXINES DE VOTRE FOIE, DÉSINTOXIQUER VOTRE CORPS AVANT DE COMMENCER UN RÉGIME, EXPULSER LE TABAC DE VOS ARTÈRES

Jessy M. Brown

Table des matières

Introduction Le régime de désintoxication

La désintoxication se produit quotidiennement dans notre corps

Nos organes internes, le côlon, le foie et les intestins, aident notre corps à éliminer les matières toxiques et nocives de notre circulation sanguine et de nos tissus. Nos systèmes sont souvent surchargés de déchets.

L'air que nous respirons et tous ses polluants s'accumulent dans notre corps.

Les aliments surtransformés et les polluants environnementaux d'aujourd'hui peuvent facilement submerger nos systèmes délicats et causer l'accumulation de matières toxiques dans notre corps.

Les régimes de désintoxication sont conçus pour aider votre corps à se débarrasser de l'accumulation de matières toxiques et à perdre du poids.

Si vous vous sentez lent, si vous avez des rhumes fréquents, des problèmes digestifs ou si vous ne vous sentez pas à votre meilleur, il se peut que vous ayez un problème de toxicité. Un régime de désintoxication vous aidera à nettoyer les matières nocives de votre corps et à perdre du poids.

Un régime de désintoxication aidera votre corps en augmentant l'endurance et l'énergie, rendant le processus digestif plus facile.

Il aidera à augmenter la clarté mentale et à diminuer les allergies. La plupart des régimes de désintoxication ne comprennent pas les aliments rares ou malsains, mais seulement les aliments frais à grains entiers comme les fruits et les légumes. Mangez beaucoup de fruits frais, sauf le pamplemousse. Les enzymes dans le pamplemousse interfèrent avec le bon fonctionnement des enzymes dans le foie, donc ils ne devraient pas être utilisés pendant les régimes de désintoxication.

Le pamplemousse ne devrait pas être consommé pendant les programmes de désintoxication, mais il est idéal pour tout autre moment.

Les légumes frais sont également excellents dans le régime de désintoxication

Les meilleurs légumes à détoxifier sont le brocoli, l'ail, les artichauts, les betteraves, le chou-fleur et les légumes rouges et verts. Évitez les produits à base de maïs, car le maïs contient souvent des allergènes. Le riz est également acceptable dans le cadre d'un régime de désintoxication, et les haricots, les noix et les graines sont également excellents.

Buvez beaucoup d'eau

Vous avez besoin d'environ 6 à 8 verres par jour pour aider votre corps à éliminer les toxines. Un corps hydraté aide les organes de votre corps à fonctionner de façon optimale. Buvez beaucoup d'eau pure et limpide.... aussi pure que possible.

Un plan simple de régime de désintoxication

Un simple régime de désintoxication peut consister à ne pas manger de viande pendant quelques jours. Pour un plan plus détaillé, consultez un professionnel pour savoir quoi manger à chaque repas pendant la période de désintoxication. Restez loin des viandes pendant votre programme de désintoxication.

L'utilisation d'un régime de désintoxication peut vous aider à maximiser votre santé, à réduire votre poids et à vous sentir plus énergique et reposé.

La vérité, quand il s'agit de désintoxication corporelle faite dans une clinique ou même un spa, c'est que cela vous coûtera beaucoup d'argent. En fait, un séjour dans une clinique de désintoxication peut atteindre jusqu'à dix mille dollars, selon les méthodes et les traitements utilisés. Ainsi, au lieu de dépenser autant d'argent dans une clinique ou même un spa, la plupart des gens préfèrent la désintoxication à domicile comme solution de rechange efficace qui est bon marché et qui fait aussi le travail.

La désintoxication simple à domicile signifie contrôler ce que vous mangez et buvez. Heureusement, il ne s'agit pas d'un processus très exigeant, car il n'y a pas de procédures médicales. Cependant, la désintoxication à la maison permet au corps de se purifier et en mangeant des régimes spéciaux et en les complétant avec des thérapies naturelles, vous pouvez bénéficier d'un certain nombre d'avantages sans qu'il y ait d'effets secondaires à craindre.

Essayez un régime de désintoxication pendant quelques jours. Vous serez

étonné de la sensation de légèreté qu'il
procure !

Prestations de désintoxication

C'est un peu désagréable quand on se désintoxique ou qu'on nettoie.

Votre corps montre des signes d'accumulation de toxines. Ces toxines peuvent affecter la condition physique et la santé de tout votre corps. Il y a des moments où vous vous sentez paresseux et stressé. Votre corps peut ressentir des douleurs persistantes, de la diarrhée, de la constipation et une sensation de maladresse. Un gain de poids rapide et l'incapacité de perdre l'excès de poids peuvent également être des signes de toxines dans le corps.

De plus, les toxines présentes dans l'organisme se trouvent et sont stockées dans les cellules adipeuses. Pour les Américains qui mangent le régime américain habituel, une personne peut finalement consommer 70 trillions de poubelles par cellule ! Lors de la désintoxication de votre corps et le nettoyage des déchets indésirables de vos cellules, vous devez prêter attention à vos organes d'élimination.

Il y a des organes particuliers dans votre corps qui traitent les déchets cellulaires.

Ces organes jouent un rôle important dans le processus de désintoxication pour un corps sain et en forme.

1) Votre foie est l'organe qui recycle les produits chimiques indésirables dans le corps. Il classifie les toxines et les envoie à l'organe approprié pour élimination pendant le processus de circulation. Les principaux organes d'élimination soutiendront le foie pour que ces toxines soient stockées et ensuite éliminées.

2) Les glandes lymphatiques jouent également un rôle important dans l'élimination des toxines. Un réseau de tubes élimine les déchets excédentaires des cellules de l'organisme et les transporte jusqu'aux organes d'élimination finale. L'appendice, le thymus, les amygdales et la rate sont les principales glandes lymphatiques qui aident les principaux organes du corps à se nettoyer et à se désintoxiquer.

3) **Les** reins aident à gérer l'eau du corps. Ils maintiennent la bonne chimie du sang alcalin en éliminant les résidus acides dissous. Vous pouvez aider vos reins à bien fonctionner en buvant beaucoup d'eau. Il est préférable de boire des jus alcalins frais et de l'eau purifiée. Vous pouvez prendre 1/2 once d'alcalin chaque jour pour voir des résultats positifs dans votre poids corporel.

4) **Les** poumons sont les organes qui maintiennent le sang purifié. Ils permettent à l'oxygène d'aller directement dans la circulation sanguine. Il est également responsable de l'élimination des gaz d'échappement présents dans chaque cellule de l'organisme. La

respiration profonde et l'air frais sont très utiles pour garder les poumons sains et exempts de toxines. Si vous êtes dans une zone urbaine, il est recommandé de trouver un endroit riche en oxygène où vous pouvez respirer profondément.

5) Le côlon est l'organe de gestion des déchets solides du corps. Les médecins ont trouvé de nombreuses personnes qui peuvent avoir jusqu'à 80 livres de mucus et de déchets solides caoutchouteux sur les parois du côlon. Détoxifier et nettoyer le côlon peut être une chose très difficile à faire. Toutefois, avoir un côlon sans déchets peut certainement vous fournir les bons avantages d'avoir un corps propre et sain.

Exercice régulier pour la marche

Si vous ressentez des signes/effets secondaires de désintoxication, vous pouvez essayer de marcher régulièrement. L'exercice est la clé d'un corps sain et en forme.

Buvez beaucoup d'eau citronnée

Beaucoup de médecins de régime suggèrent également que vous buvez l'abondance de l'eau de citron. C'est un moyen efficace de maintenir une très bonne circulation et peut augmenter le taux de désintoxication dans le corps.

La désintoxication est un facteur important pour votre beauté

Où est ce merveilleux produit qui pourrait vous faire revivre ?

Combien de fois ton cerveau s'est senti si lent que tu ne peux même pas penser clairement ?

Combien de fois vous êtes-vous sentie si fatiguée qu'une seule montée d'escalier vous a coûté cher ?

Et que dire de ces moments où vous vous sentez si "désagréable" que même votre plus beau costume ne peut vous remonter le moral ?

Vous avez essayé toutes les astuces connues pour vous garder en forme et vous avez fouillé toutes les étagères des rayons santé et beauté à la recherche de ce merveilleux produit qui pourrait vous faire revivre, mais qui ne vous a toujours pas fait du bien.

Pourquoi n'essayez-vous pas de regarder à la maison et dans la section des produits de votre épicerie ?

De quoi est-ce que je parle ? Je parle de désintoxication.

La désintoxication, ce n'est pas seulement des seaux de sueur sur le sol du gymnase, ou mourir de faim !

C'est une approche holistique de la santé et de la beauté. Elle va de l'alimentation et de la forme physique à un sentiment de bien-être. Essayez-le pour un week-end et commencez la nouvelle semaine avec un nouveau et plus revigoré. La désintoxication de votre chemin vers la santé et la beauté est possible avec quelques choses que vous pourriez facilement trouver dans votre maison. Avec une éponge ou un pinceau, des bougies parfumées, des huiles aromatiques, des tisanes et un week-end de repos, "temps pour moi", tout est prêt pour rajeunir et renouveler.

Un week-end "Time for Me

Ça commence un vendredi :

Mangez légèrement (pensez salades et fruits).

Pensez salades et fruits !

Buvez beaucoup d'eau tout au long de la journée.

Le soir, sécher lentement - à l'aide d'une éponge ou d'une brosse à poils longs et lents. Déplacez-vous dans une seule direction : vers le haut et vers l'aine. Rafraîchissez-vous avec du thé ou de l'eau, puis plongez-vous dans un bain d'eau chaude et de gouttes d'huile de bain aromatique. Allumez quelques bougies parfumées tout en ajoutant graduellement de l'eau froide en une demi-heure, jusqu'à ce que votre bain refroidisse un peu. C'est le début de votre nouvelle routine de santé et de beauté. Ce processus est fait pour la stimulation des vaisseaux sanguins.

Séchez-vous et habillez-vous chaudement pour aller au lit.

Ça commence le lendemain :

Boire de l'eau chaude avec du citron. Faites une promenade pendant que vous respirez à fond. Prenez un bain de vapeur ou allez nager. Vous pouvez également demander à votre partenaire ou à votre thérapeute de vous faire un massage. Encore une fois, terminez votre régime de désintoxication santé et beauté avec une brosse de massage sèche et un bain.

Passez le dimanche à faire tout le processus, mais ajoutez-en un autre

Activité

Dressez une liste des personnes ou des choses, comme votre travail, qui sont toxiques pour vous. Évaluez comment vous devriez les traiter pour réduire leur effet toxique. Après cela, faites-vous dorloter ou faites des exercices de méditation. Cependant, n'oubliez pas que vous pourriez avoir une transpiration excessive, des maux de tête légers et des éruptions cutanées. Ce sont des signes que votre corps libère des toxines et qu'elles sont temporaires.

La désintoxication est efficace, sécuritaire et assez bon marché pour faire partie de votre routine hebdomadaire de santé et de beauté. N'oubliez pas de l'éviter pendant vos règles, votre grossesse et votre maladie.

Enfin, parlez-en à votre médecin si vous rencontrez des problèmes pendant la désintoxication.

Comment la désintoxication aide votre santé générale

Les niveaux de toxines augmentent à un rythme alarmant chaque jour.

Il suffit de considérer le nombre croissant de problèmes de santé (comme le cancer, les maladies cardiovasculaires, l'obésité, les maux de tête, la fatigue, la toux persistante, la constipation, les allergies, etc. Les toxines existent à la fois à l'extérieur (à l'extérieur de notre corps) et à l'intérieur (à l'intérieur de notre corps), par l'intermédiaire des aliments, les toxines existent lorsqu'il y a des produits chimiques, des pesticides, des drogues ou des additifs alimentaires. Dans l'environnement, la pollution de l'air et de l'eau sont les principales sources de toxines. Nous recevons ces toxines externes lorsque nous mangeons, respirons ou touchons.

À l'intérieur de notre corps, la production de toxines est une fonction quotidienne normale. Par exemple, la transpiration et le nettoyage des intestins sont des fonctions d'élimination importantes. Un corps se décompose lorsqu'il ne peut pas bien gérer les processus d'élimination normaux en raison d'une surcharge de toxines. C'est également à ce moment que le corps devient sensible aux bactéries, aux levures et aux parasites qui y pénètrent.

Il en résulte des infections et des maladies, et l'incapacité de l'organisme à y faire face.

Pour aider à atteindre une meilleure santé, il est donc important de détoxifier et de purifier

La mesure dans laquelle vous voulez vous désintoxiquer dépend vraiment de vous-même et du degré de "propreté" que vous voulez que votre corps soit. En fait, tout simple changement dans votre alimentation qui prévient et élimine l'accumulation de toxines est utile. Par exemple, boire huit verres d'eau filtrée est facile à faire tous les jours.

D'autres changements alimentaires peuvent également être apportés, comme manger plus de légumes à feuilles vertes et des aliments riches en fibres. La laitue est une "merveille" verte, pleine d'éléments nutritifs, mangez beaucoup de salades !

Une mesure plus drastique de nettoyage de votre corps est de rendre le jeûne complet

Le jeûne complet aide à donner aux organes de votre corps un repos bien nécessaire. En fait, Hippocrate (le "Père de la médecine moderne") croyait que le corps a besoin non seulement de repos physique mais aussi chimique. Le repos chimique se réfère à la rétention des aliments, donnant ainsi aux organes du corps la possibilité de décharger les déchets accumulés et donc de se nettoyer eux-mêmes.

Cependant, avant d'entreprendre une cure de désintoxication ou un régime de nettoyage sérieux, il est recommandé de consulter un professionnel. Une désintoxication excessive peut également se produire dans certains cas, lorsque certaines personnes vont à l'extrême et que les nutriments essentiels de l'organisme sont perdus.

Tu te sens paresseux ?

L'impossibilité de trouver la cause sous-jacente et le traitement peuvent constituer un danger pour votre santé.

J'oserais supposer que la majorité de la population se sent un peu lente sur une base régulière. Si vous passez par cette condition pendant longtemps, vous pouvez commencer à sentir que c'est devenu une situation normale pour vous et vous vous y habituerez.

Mais ne pas trouver la cause sous-jacente et le traitement peut être dangereux pour votre santé. Si vous vous sentez lent, c'est un signe avant-coureur que quelque chose ne va pas et qu'une enquête immédiate s'impose quant à la cause. Il peut y avoir plusieurs raisons différentes pour cette condition. Beaucoup de choses que nous faisons tous les jours empoisonnent notre système. Si vous fumez, vous devez absolument vous désintoxiquer. Comme vous passez du temps avec plusieurs programmes de désintoxication, vous avez peut-être atteint un point où vous pouvez arrêter de fumer plus facilement.

Voici quelques-unes des causes de la lenteur

1) L'alimentation est d'une grande importance. Avec tous les pesticides et les produits chimiques présents dans nos aliments aujourd'hui et un sol déficient en nutriments, il peut être difficile d'obtenir les nutriments dont nous avons besoin pour mener une vie saine. Il est possible de recouvrer la santé en changeant votre alimentation pour des aliments biologiques, notamment en consommant plus de fruits et légumes crus et moins d'aliments cuits et de produits sucrés.

Vous voudrez peut-être envisager de prendre de bons suppléments pour obtenir des nutriments que vous n'obtiendriez pas autrement. Vous pouvez soutenir que les aliments biologiques sont si chers, mais considérez ceci ; vous pouvez économiser quelques dollars sur des aliments emballés moins chers qui peuvent être chargés d'agents de conservation, de nitrates, etc. mais quelle est la valeur de votre santé ?

Combien de temps pensez-vous que votre corps fonctionnera correctement si vous y mettez du carburant dégradé ? Vous avez vu ce que ça peut faire à une voiture. C'est la même chose avec ton corps. Si vous regardez de près les célébrités d'apparence saine qui sont en forme, elles ont un secret que vous n'avez pas. Comme leur revenu dépend de leur personnalité et de leur beauté, ils sont obligés d'abandonner les régimes habituels de l'Américain moyen. Ils font de l'exercice, mangent de plus petites portions et comprennent beaucoup plus d'aliments crus, en plus de boire beaucoup d'eau, ce qui soulève le sujet suivant.

2) *Déshydratation !* Environ 80 % des Américains sont semi-déshydratés et ne le savent même pas. Sans ce précieux liquide, notre corps (qui représente les 2/3 de l'eau) ne peut pas fonctionner correctement. La déshydratation seule peut causer la paresse. Si vous êtes déshydraté, cela signifie que le niveau d'eau dans votre corps est inférieur à la normale pour un bon fonctionnement. La prise en charge de ce problème consiste à augmenter votre consommation de liquides. Le mieux, c'est de l'eau pure, environ 8 tasses par jour. Si boire autant d'eau vous semble trop difficile, vous pouvez augmenter votre consommation d'eau avec des tisanes vertes ou à base de plantes.

Ces thés ont un effet bénéfique dans la mesure où, en plus d'augmenter la consommation d'eau, ils fournissent également des antioxydants qui aident votre système immunitaire. Alors buvez et sentez-vous mieux !

3) Une mauvaise alimentation, le manque d'exercice, les virus, les bactéries et les parasites peuvent entraîner des problèmes digestifs. Ici, nous avons toute une série de problèmes à résoudre. Si votre corps est toxique, votre foie et vos reins peuvent être surchargés. Tu peux gérer ça avec un nettoyage du foie et des reins.

Lutte contre les parasites

Les parasites peuvent résider dans n'importe quel organe principal du corps et causer plus de problèmes que de lenteur. Gérer d'abord l'infestation parasitaire, éventuellement à l'aide d'une solution à base de plantes médicinales que l'on trouve dans les magasins d'aliments naturels de votre région, suivie d'un nettoyage des reins, puis du foie et du colon. Il s'agit d'un cours recommandé par la Dre Hulda Clark. Il y a beaucoup de nettoyages différents que vous pouvez faire. Pour trouver celui qui vous convient, allez en ligne et tapez le nom du purificateur de foie ou de rein et vérifiez soigneusement ce qui est bon pour vous.

4) D'autres formes de désintoxication sont le jeûne et les lavements.

- Le jeûne est une technique de guérison naturelle vieille de plusieurs siècles qui fonctionne très bien lorsqu'elle est pratiquée correctement.
- Les lavements au café ou au citron sont excellents pour nettoyer le

côlon des selles anciennes ou endommagées.

- Certaines herbes peuvent également être utiles pour nettoyer le côlon, comme la peau sacrée (avec modération), l'aloe vera, les graines de lin et la framboise rouge.

- Consommez beaucoup de fibres (avec beaucoup d'eau). Cela vous aide à rester régulier.

- Un côlon trop toxique peut éventuellement mettre des impuretés dans votre circulation sanguine et cela vous rendra certainement paresseux.

5) Il y a eu beaucoup de controverse au fil des ans au sujet de l'excès de mercure dans vos dents. Un dentiste m'a dit un jour que si vous regardez à l'intérieur de votre bouche, les plombages que vous avez peuvent sembler lisses à l'extérieur, mais si vous pouvez regarder sous les plombages, c'est une toute autre histoire.

Il semble très irrégulier et les métaux peuvent s'infiltrer dans votre système.

Le mercure contenu dans le système est le métal non radioactif le plus toxique de l'organisme et environ la moitié des plombages en argent sont du mercure. Divers problèmes de santé peuvent survenir, notamment des lésions cérébrales, rénales et pulmonaires, et ont même été associés à l'autisme. Vous pouvez faire l'objet d'un test de toxicité des métaux au moyen d'une analyse des cheveux et de l'urine.

- Si le résultat du test est positif, vous pouvez envisager de les enlever et de les remplacer par des obturations en or.
- Cependant, même après le remplacement, il peut s'écouler des mois avant que l'organisme n'excréte ces toxines.

- (Fait intéressant, un ami m'a dit que sa mère avait des maux de tête depuis 20 ans et qu'après que toutes les obturations aient été changées, elle n'en avait plus.

6) Une technologie relativement nouvelle est apparue pour détoxifier le corps, et c'est avec un bain de pieds ionique. Vous mettez vos pieds dans un bain d'eau chaude avec un peu de sel marin. Les bains de pieds ioniques fonctionnent en envoyant un petit courant qui passe dans un circuit à travers le corps et génère des ions chargés positivement.

La concentration élevée du champ d'ions adhère aux toxines chargées négativement, les neutralisant, et le corps est alors capable de les éliminer à travers les 2000 pores que l'on trouve sur la plante des pieds. Vous pourrez alors faire l'expérience de l'équilibre acide-alcalin correct du pH, comme la nature l'a proposé. C'est indolore et ça prend environ 30 minutes. L'eau changera de couleur en fonction de la toxicité de l'organisme, mais aussi de la dureté ou de la douceur de l'eau, où qu'elle se trouve, géographiquement.

Indicateurs d'aquarelle pour la détoxification des organes du corps

- Noir ou brun, foie.
- Orange ; joints.
- Vert foncé ; vésicule biliaire.
- Vert jaunâtre ; les reins ou les voies urinaires.
- Mousse blanche ; drainage des ganglions lymphatiques.
- Taches rouges ; caillot de sang.
- Taches noires ; métaux lourds.

De plus, des études indépendantes ont été menées qui montrent les niveaux de mucus, de métaux lourds et de graisse dans l'eau après 30 minutes.

Aide à éliminer ce sentiment de lenteur et de fatigue

Comme vous pouvez le constater, il y a beaucoup de choses que vous pouvez faire pour aider à éliminer ce sentiment de lenteur et de fatigue. Mais comme toujours, consultez votre médecin avant tout programme de désintoxication.

Différents types de nettoyages de désintoxication

Régimes Votre corps devrait être nettoyé naturellement, mais les régimes alimentaires d'aujourd'hui rendent le processus difficile.

Beaucoup ont recours au nettoyage interne du corps pour éliminer les déchets et les toxines. Un traitement de désintoxication est conçu pour aider l'organisme à éliminer les toxines stockées et renforcer les organes impliqués dans ce processus.

Nettoyage du côlon

Le nettoyage du côlon aide à nettoyer l'organe qui aide le corps à éliminer les déchets. Un côlon sale peut entraîner une accumulation de toxines dans l'organisme et la maladie. Grâce à des traitements à base de plantes ou à l'irrigation, un nettoyage du côlon élimine les toxines et aide le tractus intestinal à fonctionner correctement. Il est essentiel de procéder d'abord à ce nettoyage, afin que les résidus produits par d'autres procédés de désintoxication puissent être éliminés efficacement.

Nettoyage des reins

Ses reins nettoient environ 200 pintes de sang par jour. Un nettoyage rénal aidera vos reins à fonctionner plus efficacement. Il s'agit généralement de consommer une grande quantité d'eau ou de jus, puis d'éliminer tout ce qui enlève les reins.

Nettoyage du foie

Votre foie accomplit environ deux douzaines de processus pour le corps chaque jour, et le nettoyage de cet organe important aide le foie à soutenir le système immunitaire et à soutenir les fonctions digestives de l'organisme. Il existe plusieurs programmes de suppléments et de purge du foie.

Nettoyage pulmonaire

Le nettoyage des poumons est également important pour la santé. Les régimes alimentaires américains riches en produits laitiers produisent souvent des tissus graisseux pulmonaires. Le nettoyage des poumons atténue ce problème.

Nettoyage de la peau

Enfin, le nettoyage de la peau libère les toxines logées dans les couches adipeuses juste sous la peau. La plupart sont faits d'herbes, de saunas et de sueries.

"Propre" et fonctionnant sans à-coups

Nettoyer votre corps des toxines est un excellent moyen de garder vos systèmes "propres" et en bon état de fonctionnement. Les résultats en valent la peine :

Améliore le système immunitaire

Teint plus clair

Dormir mieux

Traitement de l'acné

Traitement de la constipation

Disparition des odeurs corporelles désagréables

... Pour n'en nommer que quelques-uns ! Bref, vous serez surpris des conditions qui seront clarifiées !

Voici quelques idées pour un régime de désintoxication.

Il existe plusieurs types de régimes de désintoxication

Il y a des endroits où vous ne pouvez manger que des fruits et des légumes. Ceux où l'on ne peut manger que des aliments "propres" et ceux où l'on ne peut boire que des jus de fruits et de légumes et même les plus extrêmes où l'on ne peut boire que de l'eau.

Vous pouvez aussi faire des nettoyages spécialisés conçus spécifiquement pour certaines parties du corps, comme le foie, les reins, le sang ou les poumons. Cependant, la plupart des régimes de désintoxication impliquent seulement le nettoyage du corps entier.

Un échantillon d'un régime de désintoxication de sept jours que vous pouvez essayer

Tout d'abord, il est important que vous ayez des selles régulières pendant une désintoxication parce que cela diminuera la probabilité que les toxines soient réabsorbées par le corps. Une bonne façon de vous assurer d'éliminer régulièrement est de prendre 2 cuillères à soupe de graines de lin moulues dans de l'eau citronnée le matin et de boire de l'eau citronnée pendant la journée. Les graines de lin fournissent des fibres au corps et l'eau citronnée a un effet légèrement laxatif.

Il est également important de boire suffisamment de liquides au cours d'un nettoyage. Vous devriez essayer d'inclure au moins 8 verres d'eau par jour pour vous assurer que vous laissez les toxines être éliminées.

Un exemple de menu d'un régime de désintoxication.

Il s'agit d'un régime qui permet d'avoir un peu de nourriture, car il a tendance à être plus facile pour les débutants.

N'oubliez pas que vous pouvez le modifier en fonction de vos besoins et de vos préférences.

EN RETOUR

1/2 citron pressé dans un verre d'eau tiède

1 cuillère à soupe d'argile bentonite et 1 cuillère à soupe de graines de lin moulues dans un verre d'eau

PETIT DÉJEUNER

milk-shake à base de poire, de lait de riz et de protéine de riz en poudre

Suppléments : Vitamine C

MOCADILLOS

Jus de pomme dilué avec de l'eau

Eau

Bouillon de légumes

Suppléments : chardon-Marie

Bâtonnets de céleri et hoummos

DÎNER

Soupe de légumes avec morceaux de bouillon de légumes et légumes au choix

Brocoli cuit à la vapeur avec graines de sésame et betteraves arrosées de jus de citron sur riz brun

Sauce aux pommes

Suppléments : Multivitamines

MOCADILLOS

Thé racine de pissenlit

Bâtonnets de carottes avec sauce hoummos

Eau

Suppléments : Chardon Marie

DÎNER

Lentilles au curry sur quinoa

Salade de légumes mélangés, poivrons rouges, artichauts et germes de soja arrosés de vinaigrette à l'ail, jus de citron et huile d'olive.

Bouillon de légumes

AVANT D'ALLER AU LIT

1 cuillère à soupe d'argile bentonite et 1 cuillère à soupe de graines de lin moulues dans un verre d'eau

Ce suivi peut durer jusqu'à sept jours.

Détendez-vous et profitez de votre temps de nettoyage, et n'oubliez pas de faire attention, car même si vous devez vous attendre à vous sentir lent et légèrement malade, si vous vous sentez très malade ou fatigué, contactez votre médecin.

Un plan supplémentaire

Un plan de régime de désintoxication n'est pas ciblé à la perte de poids

Son but est de nettoyer et de revitaliser le corps en combinant des aliments biologiques naturels, des herbes et des exercices simples pour purger le corps des toxines accumulées. Avec le temps, la consommation d'aliments transformés, d'aliments non végétariens et de sucres entraîne l'obstruction des parois internes du côlon par des débris.

Il en résulte une surcharge d'organes de nettoyage interne tels que le foie et les reins. Ils deviennent lents, ce qui permet aux toxines et aux bactéries de retourner dans le système circulatoire au lieu d'être complètement éliminés par les selles, l'urine ou la sueur.

Ces toxines produisent de la fatigue, des

infections de la peau et d'autres organes, des migraines, des flatulences, des brûlures d'estomac, de la constipation et plusieurs autres maladies graves. Un plan de désintoxication diététique régulier peut débarrasser l'organisme des toxines accumulées et mener à une vie active et sans maladie. La désintoxication n'est pas appropriée pour les enfants ! Cependant, un excellent régime rempli d'aliments naturels que l'on trouve dans un régime de désintoxication, SONT très appropriés !

Plan de désintoxication d'une journée

Ce régime n'est pas destiné aux diabétiques, aux patients souffrant d'hypotension, aux anorexiques ou aux adolescents, car il ne fournit pas assez de carburant pour leurs activités physiques. Il peut s'agir d'un régime d'une semaine composé de liquides organiques crus, de fruits et de légumes pour nettoyer le système.

Réintroduire progressivement d'autres aliments, mais s'abstenir des aliments non végétariens et transformés. Certaines herbes naturelles peuvent également être utilisées. C'est une façon simple et rapide de revitaliser votre système, après une frénésie ou un excès de complaisance.

DEMAIN

➢ Un verre de jus de grenade (l'antioxydant naturel le plus puissant).

➢ Quelques amandes (source d'huile et de protéines).

➢ Collation de milieu de matinée

➢ Un bol de riz brun (source de vitamines et de minéraux dans les glucides).

➢ Un peu de tofu (protéine).

➢ Déjeuner

➢ Un verre de jus de grenade.

➢ Une grande portion de salade verte mélangée (fournit les nutriments essentiels et en vrac) saupoudrée d'une cuillère à thé d'huile d'olive ou de vinaigre.

> ➢ Collation de midi
> ➢ Un verre de jus de grenade.
> ➢ Une poignée d'amandes.
> ➢ Souper
> ➢ Un verre de jus de grenade.
> ➢ Un grand bol de riz brun.
> ➢ Buvez au moins 8 à 10 verres d'eau par jour.

Ce régime de désintoxication vous fournira 1200 calories et une alimentation saine pour éliminer les toxines de votre corps en 24 heures. Il peut vous aider à perdre environ 600 grammes de poids corporel et, s'il est suivi régulièrement une fois par semaine, il maintiendra votre corps sain et actif.

Détoxifiez votre corps et bâtissez un système immunitaire fort et sain.

Un processus naturel par lequel votre corps passe

La désintoxication est un processus naturel par lequel votre corps passe et élimine les déchets connus sous le nom de toxines. Dans des conditions normales, notre corps est conçu pour éliminer ces toxines par le foie, les reins, le système lymphatique, la peau, etc.

Il y a plusieurs raisons pour lesquelles la désintoxication est si importante

En ces temps, il y a le problème de notre environnement chimique dû aux polluants de l'air et de l'eau. Il y a aussi le fait que la plupart de nos aliments sont cultivés avec des pesticides dans le but de réduire les infestations d'insectes et de bactéries afin d'obtenir de meilleurs rendements. Tout ce que vous avez à faire est d'aller au supermarché et de lire les étiquettes pour voir combien de colorants et de conservateurs vous consommez chaque jour.

Retour dans le temps

Si vous deviez faire un pas en arrière dans le temps (même seulement 30 à 40 ans), vous réaliseriez à quel point nous mangions différemment à l'époque. Si vous n'aviez pas cultivé vos propres aliments biologiques, vous seriez probablement allé chez votre boucher tous les jours et vous auriez acheté de la viande fraîche, sans hormones, puis vous seriez allé au marché pour acheter des produits frais et biologiques.

Le mot "biologique" n'était probablement pas quelque chose qui aurait été associé à la nourriture à l'époque. Vous auriez associé ce mot à un cours de biologie.

Aujourd'hui, nous manquons cruellement de nutriments

L'air que nous respirons constamment est un peu pollué. Nous buvons des boissons riches en fructose, mangeons beaucoup de conserves et consommons une quantité incroyable de sodium. Je ne dis pas que nous ne mangeons jamais de cette façon, parce que nous aimons tous nous gâter de temps en temps, mais si nous mangeons un régime américain normal riche en sel, sucre et conservateurs, et en conserves, alors nous nous rendons peut-être un mauvais service. Il peut sembler plein, mais il manque beaucoup de nutriments.

Il y a plusieurs choses que vous pouvez faire pour annuler la toxicité

Il est presque impossible d'être complètement débarrassé de tous les polluants présents dans notre environnement, mais tout ce que vous pouvez faire pour soulager votre corps de l'accumulation de toxines et de la malnutrition devrait être bénéfique pour votre santé.

Bains chauds ou Sauna

Le nettoyage du foie et des reins est excellent, mais si vous n'êtes pas enclin à le faire, il existe d'autres solutions... comme prendre un bain chaud pendant une demi-heure, ou suer des toxines dans un sauna.

Propre

Si vous vous sentez obligé de faire ces nettoyages, assurez-vous d'avoir bien mangé et bu jusqu'à 8 verres d'eau, afin que votre glycémie ne baisse pas et que vous restiez bien hydraté pendant le processus. Non seulement il perd des toxines de cette façon, mais il perd aussi de l'eau, du sel et du potassium, ce qui peut vous donner des vertiges.

Tisanes à base de plantes

Il existe de bonnes tisanes que vous pouvez boire régulièrement et qui nettoient le corps en douceur, hydratent, ont des propriétés antioxydantes et aident à éliminer les toxines. C'est une façon chaleureuse et rafraîchissante de se détendre et de faire du bien au corps.

Jus de fruits et de légumes

Le jus de fruits et de légumes est un moyen fantastique d'apporter plus de nutriments dans l'organisme, parce que vous maintenez l'intégrité des nutriments. Si vous mettez les légumes dans une marmite bouillante, vous aurez une perte de nutriments. C'est ce qu'on appelle le blanchiment et tous les bienfaits entrent dans l'eau. Si vous faites trop cuire les aliments et que vous tirez la chasse d'eau, vos éléments nutritifs s'écoulent dans l'évier, et vous ingérez le reste de la coquille blanchie.

Crue ou avec du jus, c'est la solution !

Il est conseillé de prendre des suppléments qui renforcent votre système immunitaire.

Parce que nous avons un sol déficient en nutriments, il est conseillé de prendre des suppléments qui renforcent votre système immunitaire, comme le Q-10, et les vitamines A, D, E, C et B. Les oligo-éléments et les électrolytes sont nécessaires pour maintenir nos systèmes en forme. Évitez les boissons pour sportifs à haute teneur en sucre, mais procurez-vous plutôt des électrolytes de bonne qualité dans un magasin d'aliments naturels.

Si rien d'autre, alors au moins obtenir une bonne multivitamine à prendre tous les jours.

Tu as mal à la tête ? Tu es fatigué ?

Avez-vous des maux de tête, d'autres maux et douleurs, des rhumes et des grippes fréquents, de la constipation ou des problèmes digestifs, de l'hypertension artérielle, un syndrome prémenstruel, des allergies ou des sensibilités ? buvez-vous souvent trop d'alcool, buvez des boissons caféinées, fumez-vous des cigarettes, consommez des drogues en vente libre ou récréatives, ou des aliments rapides, frit ou raffinés ?

Désintoxication pour le sauvetage

Notre corps possède un système naturel de désintoxication (composé du tube digestif, du système urinaire et du foie) qui aide à traiter tous les produits chimiques que la vie moderne vous envoie. Ces produits chimiques sont appelés "toxines", ce sont essentiellement des poisons qui ont des effets nocifs sur l'organisme. L'alcool et le tabac ne sont pas les seuls à être chargés de toxines ; les pesticides et les additifs alimentaires, la caféine et la pollution jouent également un rôle important.

Avantages d'un régime de désintoxication

Les régimes de désintoxication sont censés prévenir les maladies chroniques, comme l'arthrite, les maladies cardiaques et le cancer.

2. Les personnes qui essaient un régime de désintoxication trouvent souvent qu'il peut améliorer les symptômes de toxicité tels que la fatigue, les douleurs articulaires, les maux de tête, les douleurs, le syndrome prémenstruel, une peau en mauvaise santé, une mauvaise concentration, l'anxiété et l'irritabilité, les rhumes fréquents, les brûlures d'estomac, la constipation, les gaz.

3. Les régimes de désintoxication peuvent être recommandés dans le cadre d'un plan de traitement supervisé de maladies chroniques comme les maladies auto-immunes, la polysensibilité chimique, la fibromyalgie, le syndrome de fatigue chronique, les troubles digestifs, les maladies cardiaques et l'arthrite.

Conseils de désintoxication

➢ Libérez votre période de désintoxication quotidienne de tout pub, club, restaurant ou fête. Profitez-en pour faire tout ce que vous n'avez jamais eu l'occasion de faire, comme visiter des musées et des galeries d'art - et vous vous sentirez doublement satisfait lorsque vous serez non seulement en meilleure santé, mais aussi plus instruit.

➢ Buvez beaucoup d'eau pour éviter la déshydratation.

➢ Prenez du chardon-Marie pour optimiser ces bienfaits ; il contient de la silymarine, qui protège le foie des dommages.

Détoxification du corps et de l'esprit :

Il a été démontré que les traitements chiropratiques spéciaux pour les toxicomanes réussissent très bien à stabiliser ceux qui se désintoxiquent des drogues et d'autres comportements toxicomanogènes.

Mind-Body Detox est reconnu par les professionnels scientifiques et médicaux et leurs publications à travers le monde. Les chiropraticiens qui utilisent des méthodes d'activation pour traiter la mauvaise santé, la douleur et même la dépendance sont recherchés par les dépendants qui souhaitent surmonter leur dépendance. Le processus de désintoxication corps-esprit active doucement le mouvement - sans faire éclater les os - ce qui stimule les récepteurs de plaisir du cerveau et affecte positivement les émotions.

Le jeûne de jus

Êtes-vous stressé par la surcharge ?

En raison des aliments hautement transformés que nous mangeons et de l'air pollué que nous respirons, notre corps accumule des toxines. Le corps fait tout son possible pour éliminer les toxines, mais finit par être stressé à cause de la surcharge. Des symptômes tels que maux de tête chroniques, allergies cutanées, vieillissement prématuré, etc. commencent à se manifester.

Que pouvons-nous faire pour aider notre corps malade ? Essayez le jeûne au jus comme moyen sûr de désintoxication !

De nombreuses études ont été menées sur les effets bénéfiques du jeûne au jus.

Nous pouvons augmenter notre espérance de vie, traiter les déséquilibres biochimiques, réduire notre taux de cholestérol, traiter les allergies, l'acné, etc.

Dans le jeûne du jus, en donnant à l'organisme une pause dans l'alimentation et la digestion, le système immunitaire peut se concentrer sur l'élimination des toxines, à l'aide des organes d'élimination (foie, pancréas, vésicule biliaire, reins, intestins, peau, etc.).

Un jeûne prolongé (3 jours de plus)

Pendant un jeûne prolongé (plus de 3 jours), l'organisme commence à brûler et à digérer ses propres tissus, par autolyse, de manière discriminée. Elle décompose et brûle d'abord les cellules et tissus malades, endommagés, âgés ou morts (tumeurs, cellules morbides, abcès, excès de graisse, etc.). L'estomac rétrécit et devient moins acide.

Ensuite, certains symptômes de

désintoxication se manifestent, par exemple, des éruptions d'acné, de la fatigue, des maux de tête, car le corps élimine ses toxines. Ces symptômes devraient être soulagés et nous ressentons un nouveau sentiment de santé et de bien-être !

Vous pouvez jus presque tous les fruits et légumes que vous pouvez manger crus.

Les légumes qui sont bons pour la centrifugation comprennent les tomates, les concombres, le céleri et les carottes.

Les combinaisons de fruits et de légumes sont délicieuses.

Par exemple, le jus de pomme et le jus de carotte font un bon mélange. Une autre bonne combinaison est la pomme, le céleri et la tomate. Dans le cas des pelures de fruits et légumes, épluchez-les, surtout si vous pensez qu'elles ont été pulvérisées. Si vous pouvez utiliser des fruits biologiques, ce sera beaucoup mieux. Rincer à l'eau filtrée ou distillée.

Comment faire du jus ?

Il est recommandé de diluer votre jus 50/50 avec de l'eau, surtout si vous utilisez des fruits et que le jus est trop sucré. Utiliser de l'eau distillée, si possible, pour la dilution.

Le jus doit être préparé frais !

N'oubliez pas qu'il est impossible d'acheter du jus frais dans une épicerie ou du jus provenant d'un emballage, malgré ce que dit l'étiquette de l'emballage. Tout jus contenu dans une boîte en carton, une canette ou une bouteille a été traité thermiquement à des fins de conservation. Le jus doit être préparé frais ! Plus le jus reste longtemps à l'extérieur, moins il contient d'enzymes alimentaires crus et frais. Cela signifie que vous pouvez trouver un magasin qui le prépare juste avant de le boire, ou vous pouvez utiliser une centrifugeuse vous-même.

8 avantages pour le jeûne au jus

Les jus présentent de nombreux avantages, surtout si vous les préparez vous-même :

8 avantages du jeûne au jus

Si bu frais, le jus est plein d'enzymes vivantes, ce qui aide le corps.

2. Contrairement au jus qui sort d'un emballage, le jus est frais et non pasteurisé. La pasteurisation a ses avantages, mais elle a donné lieu à des aliments nutritionnellement morts. Pendant la pasteurisation, une chaleur élevée est utilisée, ce qui détruit les nutriments vitaux contenus dans le jus.

3. Vous mangez plus de légumes lorsque vous buvez que lorsque vous mangez. Comme vous l'avez probablement constaté, il n'est pas toujours possible de manger autant de légumes que vous le souhaitez. Boire du jus de légumes frais aide à résoudre ce problème.

4. La digestion et l'assimilation des éléments nutritifs des plantes sont beaucoup plus faciles. Votre corps est, en fait, comme un pressoir. Lorsque vous mangez du céleri, votre corps le digère en extrayant le jus pour l'alimentation. Les fibres sont éliminées par le côlon et les selles. Cependant, si vous jus, vous avez déjà extrait le jus pour le corps, ce qui facilite son assimilation. Cependant, il est toujours important de manger des fruits et des légumes entiers, car une certaine quantité de fibres est également nécessaire.

5. Le jeûne repose votre système digestif. Comme les jus de fruits et de légumes frais nécessitent peu de digestion, ils s'assimilent rapidement à votre organisme. La majeure partie des 10% de l'énergie du corps normalement impliqués dans l'assimilation, la digestion et l'élimination est libérée, le résultat final ? Vous ressentez un regain d'énergie après le jeûne.

6. Le jeûne aide aussi à décomposer les matières toxiques - graisses, cellules anormales et tumeurs - et libère les tissus malades et leurs produits cellulaires dans la circulation pour élimination.

7. De plus, la croissance de nouvelles cellules pendant le jeûne est stimulée et accélérée à mesure que les protéines nécessaires sont re-synthétisées à partir de cellules dégradées (pendant l'autolyse). La lecture de l'albumine sérique, c'est-à-dire le taux de protéines dans le sang, reste constante et normale tout au long de votre jeûne, car votre corps utilise très intelligemment les protéines et autres nutriments stockés lorsque nécessaire.

8. Le jeûne du jus est un processus de désintoxication beaucoup plus doux que le jeûne dans l'eau. Pour un jeûne au jus, une grande variété de fruits et légumes devrait être utilisée en combinaison, car cela est nécessaire pour améliorer la santé pendant le jeûne. De cette façon, le corps obtient toujours ses calories quotidiennes à partir de jus faciles à digérer par rapport à l'eau extrême plus rapide. Par conséquent, la libération des toxines des cellules graisseuses dans un jus de jeûne est plus douce et progressive.

Recettes de jus incroyables pour le jeûne

Tout ce dont vous avez besoin, c'est d'une centrifugeuse !

Le jeûne de jus de fruits est de plus en plus populaire comme un excellent moyen de désintoxication. Beaucoup de gens sont intéressés à éliminer les toxines de leur corps afin de mener une vie plus saine. Lorsque les toxines s'accumulent dans le corps, elles se sentent lentes et ont également un système immunitaire déficient. Le jeûne de jus, comme méthode de nettoyage, peut aider les gens à atteindre une meilleure santé et plus d'énergie.

C'est très facile à faire car les fruits sont faciles à obtenir et tout ce qu'il faut en plus, c'est une centrifugeuse.

Si vous êtes débutant

Pour un débutant au jeûne de jus, il est important de commencer lentement et de l'essayer pendant une journée. En jeûnant sur le jus, vous limitez votre consommation aux seuls jus. Les jus de fruits sont riches en sucre, donc si vous êtes diabétique ou si vous avez besoin de contrôler votre consommation de sucre, vous devriez être prudent lorsque vous essayez de jeûner avec des jus de fruits. Toute personne qui commence à jeûner devrait toujours consulter son médecin en premier. De plus, ne buvez pas de jus à jeun pendant de longues périodes, par exemple plus de trois jours, à moins que votre médecin ne soit d'accord pour que vous le fassiez.

Les pages suivantes sont des exemples de recettes qui peuvent vous aider à vous faire une idée des combinaisons de fruits et légumes à utiliser ensemble.

Recette 1 : *Combo de jus de légumes*

Combo jus de légumes

2 feuilles de bette à carde

1/2 betterave rouge

2 ou 3 branches de cresson de fontaine

3 carottes

1 branche de céleri

Laver à l'eau filtrée ou distillée ; couper et mettre au mélangeur.

Recette 2 : *Jus de carotte et de pomme*

Jus de carotte et de pomme

2-3 pommes vertes

1 carotte

Feuilles de basilic frais

Laver à l'eau filtrée ou distillée ; couper et mettre au mélangeur.

Recette 3 : *Carotte - Jus de légumes*

Carotte - Jus de légumes

Une poignée de feuilles de pissenlit

Chou frisé à 1 feuille

4 carottes

Feuilles de menthe fraîche, basilic ou coriandre

Laver à l'eau filtrée ou distillée ; couper et mettre au mélangeur.

Recette 4 : Jus de pêche

Jus de pêche

2 ou 3 pêches

Laver à l'eau filtrée ou distillée ; couper et mettre au mélangeur.

Il existe de nombreux types de jeûne de jus différents. Certains régimes alimentaires exigent des jus de fruits, tandis que d'autres utilisent moins de jus de légumes sucrés. Vous pouvez toujours trouver votre propre combinaison unique de recettes diététiques pour les jus de fruits et de légumes !

Comment prévenir le cancer par un régime de désintoxication ?

Le cancer est très répandu aujourd'hui

Il peut s'agir d'un être cher, d'un parent ou d'un voisin qui a le cancer et qui tente désespérément de trouver un remède contre ce cancer. Trouver un remède quand on a déjà reçu un diagnostic de cancer est certainement plus difficile et déchirant que d'adopter de bonnes habitudes de prévention du cancer au départ. Apprendre à prévenir le cancer est une nécessité pour tout le monde parce que le cancer ne fait pas de discrimination, tout le monde peut l'attraper.

Pour traiter et prévenir le cancer, de nouvelles idées sont lancées chaque jour.

Mais tous reposent sur un mode de vie sain. Suivre un régime de désintoxication est une nouvelle forme de prévention du cancer qui a vraiment décollé.

La prévention du cancer est possible si vous gardez votre corps sain et exempt de toxines.

Manger sainement est toujours recommandé, peu importe la maladie avec laquelle vous êtes aux prises. La raison en est que les aliments sains contiennent des vitamines et ont des propriétés qui font que votre corps fonctionne mieux. Un corps qui fonctionne correctement et à un niveau efficace reste en meilleure santé.

Exercice

Cela nous amène à faire de l'exercice. L'exercice aide votre corps à brûler les graisses et garde vos muscles toniques. Il aide également le cœur et les poumons à mieux fonctionner, permettant au sang de mieux circuler et aux déchets de bien circuler dans l'organisme. Le maintien d'un mode de vie sain prépare votre corps à être en bonne santé.

Un régime de désintoxication

Un régime de désintoxication aide les organes de votre corps à fonctionner à leur niveau optimal et sans blocage. Aide à éliminer les toxines de l'organisme et à éliminer les déchets plus efficacement. Un programme de désintoxication implique habituellement beaucoup de fibres et d'eau, et donne aux organes de votre corps un repos. Les fibres aident votre corps à éliminer les déchets, libérant ainsi votre système pour mieux digérer les aliments.

Ceci, à son tour, vous donne plus d'énergie. L'eau a un effet global sur votre niveau d'énergie et le fonctionnement de votre corps. Au lieu de laisser les déchets s'accumuler et causer de nombreux problèmes, le régime de désintoxication élimine les déchets de votre corps et libère votre colon. En termes simples, le régime de désintoxication permet à votre côlon de retourner au travail et à votre côlon de fonctionner de façon optimale une fois de plus. Un côlon qui ne fonctionne pas ne peut que provoquer un cancer.

Toutes les causes du cancer ne sont pas connues, mais prendre le temps d'être en meilleure santé dans la prévention du cancer peut faire beaucoup pour votre santé et votre avenir.

Quels sont les effets secondaires de la désintoxication ?

Notre corps est capable de détoxifier les produits chimiques par lui-même.

Cependant, de nombreux experts pensent que l'énorme quantité de produits chimiques que nous ingérons quotidiennement par la nourriture, l'eau et l'environnement peut s'accumuler.

Cargaison toxique ou cargaison corporelle

L'accumulation, appelée charge toxique ou charge corporelle, peut submerger la capacité de l'organisme à se détoxifier et peut entraîner un déséquilibre hormonal, une carence nutritionnelle et un métabolisme inefficace.

Quels sont les effets secondaires possibles d'un régime de désintoxication ?

Certaines personnes peuvent souffrir de maux de tête, d'acné, de perte de poids ou de fatigue pendant la désintoxication. Ces symptômes disparaissent habituellement après quelques jours. Pour cette raison, beaucoup de gens prennent congé du travail pour commencer une cure de désintoxication ou un régime le vendredi soir.

Remplacez vos plus gros vices par des alternatives plus saines

Rappelez-vous que vos organes bénéficieront de n'importe quel type de repos, vous pouvez donc toujours opter pour une option intermédiaire où vous remplacerez vos plus gros vices par des alternatives plus saines.

Effets secondaires de la désintoxication

Beaucoup de gens éprouvent des maux de tête au début d'une désintoxication alors que leur corps s'adapte à la réduction dramatique de leurs poisons quotidiens. C'est pourquoi il vaut la peine de couper les principaux vices lentement avant de commencer ;

Votre énergie peut diminuer avant que vous ne vous leviez, il vaut donc la peine de commencer le programme une fin de semaine pour que votre corps s'y habitue. Buvez des boissons caféinées ? Comme la plupart des Américains. Et avec le stress de notre société, c'est difficile de ne pas le faire. Même si vous n'êtes pas prêt à arrêter de fumer pour toujours, une cure de désintoxication au printemps et à l'automne peut donner à votre foie une chance de se reposer après avoir détoxifié toute cette caféine tous les jours, et cela peut avoir des avantages physiques énormes en termes d'énergie, de sommeil et de réduction du stress.... qui, en retour, peuvent également permettre de réduire considérablement la caféine après votre désintoxication.

Fruits frais

Savourez tous les fruits frais. Encore une fois... Attention au pamplemousse ! Un composé dans le pamplemousse appelé naringine peut inhiber de manière significative les enzymes de détoxification du foie et devrait être évité pendant les régimes de désintoxication.

Conclusion : Santé économique

De graves problèmes socio-économiques ?

Pouvez-vous me dire quel est le problème le plus courant auquel sont confrontés les jeunes Américains aujourd'hui ?

Eh bien, la plupart d'entre vous se rempliront de graves problèmes socio-économiques, alors qu'en réalité, c'est la santé dégénérée de la génération actuelle qui est devenue une source de préoccupation, non seulement pour les autorités médicales, mais aussi pour les chercheurs en sciences sociales. Les similitudes sont terrifiantes.

Dégénérescence de la santé aux États-Unis

Vous vous demandez peut-être pourquoi cela dérange les chercheurs en sciences sociales, parce que la détérioration de la santé générale des Américains moyens est directement liée à leur mode de vie accéléré. Attraper des hamburgers en courant et les laver avec des bouteilles de soda - quel triste syndrome ! Et elle est devenue synonyme de nos caractéristiques nationales.

Les effets nocifs de la survie sur la malbouffe

Essayez de vous rappeler combien de personnes obèses vous rencontrez chaque jour sur le chemin du travail, et vous verrez par vous-même les effets nocifs de la survie sur la malbouffe. Le gain excessif de poids, la léthargie, la constipation... les nomme et les inclut tous dans la liste des impacts de la malbouffe sur notre santé et notre vie.

On est tous humains, et parfois, on a envie d'un repas comme ça. Nous avons presque reçu une formation culturelle pour manger de cette façon ! Au fur et à mesure que vous reprenez vos habitudes, je peux presque vous garantir que ces envies disparaîtront. L'une des principales raisons pour lesquelles beaucoup de gens mangent de cette façon est par commodité, et nous menons tous des vies si occupées. Inspectez vos priorités !

Débordant de malbouffe et une habitude alimentaire faible en fibres et en humidité remplit en fait notre système interne de toxines et lorsque le côlon se bouche avec les matières fécales touchées pendant des années, les toxines ne peuvent être éliminées de notre système, ce qui ajoute des blessures à notre santé qui se manifeste dans ces troubles physiques et mentaux.

L'importance de la désintoxication du côlon

Maintenant, vous pouvez comprendre l'importance de la désintoxication du côlon. La désintoxication est un processus qui consiste à éliminer les toxines du côlon d'abord, puis du corps entier, ou à les neutraliser ou les transformer.

Les déchets impactés du côlon sont expulsés de l'organisme au cours du processus. La désintoxication du côlon consiste à nettoyer le côlon pour éliminer les couches durcies de plaques mucoïdes du côlon. Tout programme de désintoxication de notre corps commence par le nettoyage du côlon et ce n'est pas sans raison.

Le côlon est le dernier point du système de transformation des aliments de notre corps. Par conséquent, si cet organe reste plein de déchets, toute tentative de désintoxication d'autres organes comme le rein ou le foie sera vaine, car les toxines qui y sont générées seront recyclées dans votre organisme. Et votre système sera alors menacé par des complications encore plus graves... comme le cancer ou la défaillance du système immunitaire.

Cependant, n'ayez pas peur, car vous
avez l'impression que votre côlon n'est
pas en bonne santé ! Il y a en fait
beaucoup de choses que vous pouvez faire
pour l'améliorer. Plusieurs méthodes
éprouvées tout au long de la
désintoxication du côlon peuvent vous
aider à retrouver votre état de santé
antérieur et vous aider à.... Profitez
pleinement de la vie.

Nettoyage régulier du côlon

Lavement, supplément à base de
plantes, nettoyants à base d'oxygène pour
le côlon, irrigation.... du côlon, vous
pouvez bénéficier d'un certain nombre de
techniques sophistiquées de nettoyage du
côlon. Rappelez-vous que le programme
de désintoxication de votre corps
commence dans votre côlon et que le
nettoyage régulier du côlon assure le
bien-être général.

Restauration rapide et milk-shakes

Par conséquent, la prochaine fois que

vous vous gaverez d'un jeune homme se gavant de fast-food et de milk-shakes (oui, même si VOUS êtes le coupable et que vous lui avez donné toutes ces "gâteries"), informez-le de leurs effets nocifs, ainsi que des avantages de la désintoxication du colon pour se débarrasser des dégâts qu'il a déjà causés à son système. Les enfants et les jeunes qui grandissent en connaissant les faits sur la santé des aliments sont beaucoup plus susceptibles de prendre soin de leur corps même lorsqu'ils sont loin de chez eux, loin de leur aide et de leur instruction, et de prendre des décisions dans un monde soumis à la pression de leurs pairs.

Rappelez-vous simplement que tout ne se passera pas du jour au lendemain et qu'il vous faudra du temps avant de voir un changement dans votre vie pour le mieux.

Maintenant oui, je vous souhaite le meilleur dans vos résultats, et rappelez-vous que tout est pratique ; la théorie sans l'action ne vous est d'aucune utilité. Il apporte tout ce que vous apprenez dans la vie réelle.

Un gros câlin, ton amie Jessy !

Soit dit en passant, lorsque vous obtenez vos résultats peu à peu, je vous recommande vivement, si vous voulez en savoir plus sur les méthodes de désintoxication, je vous recommande vivement, le livre d'un de mes grands amis, sur "RED TEA DEINTOXICATION TO LOSE WEIGHT", est un livre qui je suis sûr vous aidera beaucoup sur votre chemin à "bonne santé". Sans plus attendre, vous pouvez le trouver dans le moteur de recherche d'Amazon, comme : "Détoxification du thé rouge pour perdre du poids" ou en cherchant son nom, comme : "Agustin R. Ruiz".... Encore une fois, je vous souhaite beaucoup de succès dans vos résultats !

www.ingramcontent.com/pod-product-compliance
Lightning Source LLC
Chambersburg PA
CBHW071233240726
48654CB00009B/1035